AF858647

二十一世纪病论

一位西方人对中医的

By Shaun Ramsden

Published : 2023, by The Book Reality Experience, Leschenault, Western Australia

ISBN : 978-1-922670-97-7
Paperback Edition

The information contained in this book is of a general nature and should not be regarded as legal advice or relied on for assistance in any particular circumstance or emergency situation. It is not intended as and should not be relied upon for medical advice. The publisher and author are not responsible for any specific health needs that may require medical supervision. If you have any underlying medical or mental health problems, or have any doubts about the advice contained in this book, you should contact a qualified medical, mental health or other appropriate professional.

The Publisher and author jointly or singularly, accept no responsibility or liability for any damage, loss or expense incurred as a result of the reliance on information contained in this guide.

Any third party views or recommendations included in this guide do not reflect the views of the Publisher, or indicate its commitment to a particular course of action.

目录

谨此致谢恩师，朱师公

介绍

中医理论从阴阳而来，而阴阳中又可分为五行。阴阳五行理论描述四个季节。中医养生理论全在 “天人合一”，或《道德经》第二十五章“道法自然”的原则。人体的功能从自然环境而来，三十万年前的自然环境造就了现在的人体。但仅近百年来，自然环境剧变，人体却不能那么快改变。现在的很多病由人体不顺应现代环境引起，即属于 “天人不和” 的概念 。

要养生，需得顺应自然世界。比如，晚上七八点后少用灯，以提升睡眠质量。年轻人多吃硬的食物，以强健上下颌，以及少穿鞋子，以强健足部。人体需走得多，但跑得少。身体要柔软，心情要放松，脑子要灵活，待人保持和气。阴阳平衡，生活与食物也要平衡。每天要锻炼，但不要过度锻炼；什么都要吃，但不要过量饮食。吃的食物必须按照季节，体质，年龄，先天之气来调整，比如年轻人应该多吃肉，而老年人应该多吃蔬菜。

《黄帝内经·素问·上古天真论》中说"虚邪贼风"，人一定不要劳累，千功不如睡功，长寿的秘密在好睡。先天之气的病最难治，因此勿临渴掘井，而是在年轻时用"天人合一"的原则来预防。健康掌握在我们自己手中。现在生活凌乱不堪，该怎么办？老子在《道德经》第二十章中有言"众人皆有余，而我独若遗 … 澹兮，其若海；飂兮，若无止。众人皆有以，而我独顽且鄙。我独异于人，而贵食母"。

因为中医理论形成于对季节的观察，治疗方法必须包括四季的交替轮转。此理论实为中医的基础理论，所有的问题与思考必从这个理论入手。这个理论只需要四个字来描述——《黄帝内经·素问·阴阳应象大论》中的“阴静阳躁”。这四个字可以进一步分析为：春为疏泻，夏为宣通，秋为收敛，东为封藏。

人体的阳气在每一个季节有不同的方向，春夏阳气走外，秋冬阳气走内，所以《黄帝内经·素问·四气调神大论篇》有言“春夏养阳，秋冬养阴”，或“冬吃萝卜，夏吃姜”。肝主疏泄，心主宣通，肺主收敛，肾主封藏，脾在中间主运化。脏腑分阴阳，从阴藏来补，从阳腑来清。

不同的季节有不同的病，因此疾病可以用季节来辩证。春外来的病为春温，栀子豆豉银翘类为主。内来的病为疏泻病，有两种：肝弱，山萸肉汤为主；肝实，升降汤为主。夏外来的病为暑，加减清暑益气汤为主。内来的病为宣通病：心虚，苓桂术甘汤为主；心实，栀子豆豉汤为主。秋外来的病为秋燥，治疗秋燥的温病方法为主。内来的病有两种：伏暑，加减温胆汤为主；收敛病，生脉散为主。冬外来的病为伤寒，少阴病最多见，真武汤为主。内来的病有两种：冬温，栀子豆豉银翘类为主；封藏病，附子类为主。

中医理论很复杂，也很难学。最主要的理论为伤寒论，脾胃论，温病论，但上面的理论仍是基础。经典之中，我认为

《医学衷中参西录》最重要。不同的时代有不同的病，汉朝为伤寒，元朝为脾胃，明朝为肾虚，清朝为温病。二十一世纪目前为肝病时代，肝虚最为多见。

许多中医都用柴胡来治疗现代的各种肝病，却不知柴胡是最伤肝的药物，而左脉虚弱者禁用柴胡。肝病难治，治肝必治脾，所以《金匮要略·脏腑经络先后病脉证》有言“见肝之病，知肝传脾，当先实脾”，或《医学衷中参西录》中总结的《内经》谓：“厥阴不治，求之阳明”，或《素问·太阴阳明论》中的“土生万物”。

肝病的症状为头晕，紧张，惊恐发作，手足颤动，血压高，心悸，眼病，神经系统疾病，睡眠不安，往来寒热，大量出汗，潮热，各种疼痛，皮肤病，消化系统疾病，头疼，月经不调 ，疲倦等。山萸肉补肝，吴茱萸清浊阴，竹茹清浊阴已化热，川芎，三七，乳香，没药，丹参活肝血，桂枝，生麦芽，柴胡，青皮，枳实疏肝，北芪，升麻，防风，葛根升肝气，生白芍，生龙骨，生牡蛎，代赭石，平肝，熟地，枸杞子滋肝阴，当归补肝血，栀子，青蒿，黄芩，丹皮，龙胆草清肝热，元参，麦冬滋肝水，附子，细辛，散肝寒，川断补肝阳，五味子能收肝气。

下面的十四个药方大部分属于调肝病的范围，它们可能是对现代的病是最实用的，也能治疗最常见的各种证。中药是药物，不病则勿用。养生要从食物，心情，睡觉，生活来入手。很多中医喜欢看后，不看前，古代医学有好处，现代医学的发展更有好处。中医的目的应该是求病，而不是赚钱。现代中医应该公开传下秘方和智慧，前人栽树后人乘凉。

药方

加减温胆汤（经验药方）

陈皮，半夏，茯苓，枳壳，枳实，川朴，大腹皮各9克，竹茹6克，竹叶3克，杏仁18克。有少阳证：头疼，加青蒿，黄芩各9-12克。病因：多因吃西药过多，或吃太多油腻食品和甜食，或服温补中药过多。伏暑的病多因长时间吹冷气不出汗而不能排出暑气。证：湿热证，伏暑证，少阳证。最主要的症状为大便排不干净。常见症状为咳嗽，或咽痛，或皮肤病，或消化病，或过敏病。舌苔腻，或苔厚，右脉沉有力，或涩脉。禁止用温补的药物。如少阳证见口苦，往来寒热，或偏头疼甚，脉滑，或左脉沉有力，小柴胡汤为主；大便少，大柴胡为主。大量柴胡不可长期用。有长期往来寒热，少阳方无效，用补中益气汤。

山萸肉汤（经验药方）

山萸肉 15-60 克。如长期服用，加鸡内金 6 克，陈皮 3 克。病因：多因生活长期节奏紧张着急，或常发脾气，或劳累。证：肝虚证：颤动，手足躁，紧张心悸，头晕，或肝厥证：大汗出，往来寒热，疲倦。左脉三部都弱为主要辨证的方法，禁止用柴胡。各种疼痛改可用曲直汤。若曲直汤无效，也无热症，改用当归四逆汤，有浊阴加吴茱萸，但对于此方脉必弱细，或近于绝，舌也甚淡。

升降汤《医学衷中参西录》

生麦芽 6 克，鸡内金 6 克，桂枝 3 克，川朴 4.5 克，柴胡 3 克，生姜 2 片，白芍 9 克，陈皮 6 克；脉数，加知母 6 克。病因：多因为内向的人生活长期节奏紧张，或有先天之气的木性体质。证：木克土证；多种消化病；痞证；脘腹胀满等，或血压偏高，或皮肤病。左脉沉有力，或左关浮有力。若对于痞证无效，改用半夏泻心汤。

安魂汤《医学衷中参西录》

龙眼肉 18 克，酸枣仁 12 克，生龙骨 15 克，生牡蛎 15 克，清半夏 9 克，茯苓片 9 克，生代赭石 12 克（代赭石只能短期使用，不能根治）。若有盗汗，加生白芍 12 克，知母 6 克。病因：多因常发脾气，或生活节奏紧张。此方可以治疗紧张和惊恐类似的病，脉象应左右六部都有力。禁止用升气的药物。脉弱禁止用代赭石，龙骨，龙齿，牡蛎。

升陷汤《医学衷中参西录》

生北芪 18 克，知母 9 克，柴胡 4.5 克，桔梗 4.5 克，升麻 3 克。病因：有先天之气的土性体质，或劳累。证：大气下陷证，或厥证：气短和胸觉有压力为主要的症状，容易出汗，紧张，疲倦，右脉必三部都弱。现在甲状腺机能低下症常见，可以用北芪法治疗，但对一般的人，先用几包少量加减温胆汤。

升阳散火汤《脾胃论》

炙甘草，防风，升麻，葛根，独活，白芍，羌活，党参，柴胡各 9 克。病因：多因体虚，加上长期劳累，再加上加减温胆汤的病因。此方用于阴体急性皮肤病的人，舌头淡尖红，脉数弱，或寸脉浮。若服药后无效，改用人参败毒散。

麻黄附子细辛汤《伤寒杂病论》

麻黄 3 克，细辛 3 克，川附子 6 克。病因：感染寒性病毒，或冬天行房事不注意保暖。证：咽痛寒证；咽痛晚间严重为主要的症状，多见手热舌淡，或疼痛病，脉数弱。

补元阴汤（经验药方）

熟地 18 克，山萸肉 18 克，淮山 18 克，枸杞子 9 克，鸡内金 6 克。病因：经常熬夜。证：肝肾阴不足。此证容易辩证：左尺不见，或很弱，可用。相似的症状见于肝血虚，但是此证：舌淡手热，左脉弱，用四物汤。症状也相似于肾水不足，但是此证：脉弦细迟，或脉涩，舌红，或苔少，手热，晚上身热，口干口渴，或潮热，或盗汗，或皮肤病，或肝体病：肝周围痛，或头晕等，用元参，生白芍，麦冬，生地各9-24克。若肝周围痛，加青皮6克。如热特甚，则改用清营汤。如盗汗甚，则改用当归六黄汤。如热淋，则改用猪苓汤。遗精只用枸杞子。

真武汤《伤寒杂病论》

附子，白术，白芍，茯苓，生姜各15-30克。若服药后无效，加党参30克。若有咳嗽，加干姜，细辛，五味子各3-9克。病因：外因感染寒性病毒，内因大部分为先天之气的问题。此药方主要治疗的症状是骨头疼痛。证：多种外来的寒邪证：发热，咽痛，恶寒，盗汗，四肢重弱，咽痛，疲倦甚，骨头疼痛，头晕，咳嗽，脉数。内来的寒证：关格，或阴性高血压，或下午累，脚凉，脉必沉弱弦迟；此脉可以叫做附子脉，附子类为主。肾精不足不属于这些寒证。肾精不足，脉为洪，金匮肾气丸/汤为主；如有不孕症，加巴戟天，菟丝子，淫羊藿，肉苁蓉各9克。

生脉散（汤）《医学启源》

党参（或沙参）9克，麦门冬9克，五味子9克。病因：出汗过多，或锻炼过多。脉不均匀和脉上下有跳为主要的症状。多见头晕，口干口渴，疲倦，惊恐，舌干，或少苔，或舌有裂。若舌有裂，则五脏的阴已伤，必用五味子。若结代脉不同，则炙甘草汤为主。

加减清暑益气汤《脾胃论》

荷叶6克，黄芪6克，苍术，升麻，党参，陈皮，白术各1.5克，麦冬3克，五味子3克，当归1克，炙甘草1克，青皮 1 克，黄柏 1.5 克。病因：长期在闷热的地方，和锻炼过多。证：暑证：流汗不停为主的症状，腿弱，疲倦，头晕，口干口渴，短气，小便短甚黄，恶热，脉数。

苓桂术甘汤《伤寒杂病论》

茯苓 12 克，桂枝 9 克，白术 6 克，炙甘草，生甘草各 3 克。若有痰或头晕，加五味子 9 克。若有咳嗽，加干姜，细辛，五味子各 6 克。病因：多因有先天之气的水性体质，或吃太多寒凉的食物。伸舌头有滴水为主要的症状。证：水气证；奔豚，头晕，或消化病，或水肿，或各种无形，有形的寒痰，脉弦沉。若有奔豚，此方无效，改用桂枝加桂汤。如腰痛为主要的症状，改用肾沼汤。如小便不利，改用五苓散。

栀子豆豉汤《伤寒杂病论》

栀子，豆豉各9克。有郁闷病，加郁金，栝楼皮，杏仁，远志，石菖蒲各9克。如热性感冒，或热性黄痰，或热性咳嗽，或热性喉咙痛，加郁金，栝楼皮，杏仁各9克。如消化病：胃痛，或胃溃疡，加枳实，白芍各6克。如有春温，加金银花，连翘，杏仁，生甘草，薄荷，桔梗，牛蒡子各6克。内在病因：多见心情失常，或有先天之气的火性体质。证：郁火证：失眠和不乐为主要的症状，多脉为数，舌尖红。若黄痰甚，或治胃溃疡无效，改用小陷胸汤。若服栀子豆豉汤对于失眠无效，改用黄连阿胶汤。若郁闷病常哭泣，改用丹栀逍遥散。若对于皮肤病服药后无效，阴茎周围湿，此因肝经湿热，用龙胆泻肝汤。若服这些方后，有晚上咽痛，疲倦，此证为凉遏，麻黄附子细辛汤为主。

三七散（经验药方）

三七粉9克（口服）。病因：多见在老年人。证：血瘀证：怪病，或心悸，或头晕，或头疼，或有肌筋骨被伤到，或腹痛，或脑震荡。对于前列腺增大，小便不利，此方特有效。如病甚多脉为涩，舌为暗。对各种血瘀甚的病，可加活络效灵丹（汤），但必加白芍9克。

查问

望，闻，问，切。望：舌，神；闻：口气，身体；问：问题。此为中医辩证方法。但中医可以学习现代西医问问题的方法，其中填写表格是非常有用的一种。但问什么问题呢？这需要按照经验来判断。下面是一种示例。粗体字是最主要的症状，带下划线的词表示要用特色的药方。

这个表格不仅对中医医生有用，普通人也可以使用它来自我诊断，所以他们去看中医时，可以判断医生的诊断是否大概准确。

请勾选方框。粗体字或者带下划线的内容详看。

名字:

年龄:

日期:

季节:

太阳病，风寒，麻黄证（有轻微的症状只用生姜）

☐ **恶寒**

☐ 头项强痛

☐ 无汗

☐ 身体肌肉疼痛

☐ 流鼻水

☐ 腰脊部肌肉拘紧

☐ 打喷嚏，鸡皮疙瘩

☐ 喘

中风，桂枝汤证

☐ 汗后恶风

☐ **汗出恶风**

肺寒，属于麻黄类似（比如：小青龙汤）

☐ **晚上咳嗽比较严重**

☐ 咳嗽因为喉咙作痒

☐ 咳嗽的时候头疼

☐ 咳嗽的时候流鼻水

☐ **白痰**

☐ 短气

太阳蓄水证，用五苓散

- [ ] 小便不利
- [ ] 口不渴，不能消化水份
- [ ] 口干但不渴
- [ ] 大便软

少阳证，用柴胡类似

- [ ] 偏头疼
- [ ] 太阳穴头疼
- [ ] 潮热
- [ ] 往来寒热
- [ ] 目眩头晕
- [ ] 咽干
- [ ] 口干口渴
- [ ] 口苦
- [ ] 不欲饮食
- [ ] 胸胁苦满
- [ ] 脚热（晚上明显）

- □ 眼睛痒或胀痛或红
- □ 烦躁
- □ 腹中痛
- □ 呕或呕吐
- □ 盗汗或晚上觉得身热
- □ 耳部疾病
- □ 手足躁
- □ 不得安卧
- □ 小便黄
- □ 经痛，恶心，头疼
- □ 多叹气
- □ 容易哭（丹栀逍遥散）

- □ 小便会滴滴太多

阳明病，白虎证

- □ **恶热**
- □ 自汗出
- □ 渴欲饮水

- □ 喜冷飲
- □ 烦躁
- □ 前额头痛

阳明病，腑征，用大黄类似

- □ 便秘
- □ 腹满，胀，痛
- □ 口臭
- □ 眼痛
- □ 鼻干
- □ 鼻塞
- □ 前额头痛

胃火，用黄连或栀子类似

- □ 胃脘灼热
- □ 胃口太大
- □ 胃脘痛或抽筋
- □ 胸口不舒服

☐ 口疮

☐ 前额头痛

☐ 便秘

☐ 黄痰（小陷胸汤）

☐ 中脘不舒服（泻心汤类似）

肠胃热，用葛根芩连汤

☐ **大便灼热，大便的时候出汗**

☐ 前额头痛

肺热，用银翘类似

☐ 咳嗽时皮肤刺痛

☐ **吞水则喉咙痛**

☐ 流鼻涕

☐ 咳出绿色的痰

☐ 出汗过多

☐ 喜欢有空调的地方

☐ 皮肤病：红，痒

心火，用栀子或黄连累似

- ☐ **觉得不乐**
- ☐ 胸闷
- ☐ 恶心
- ☐ 头疼面赤
- ☐ 失眠或睡眠不好
- ☐ 心中烦躁不安
- ☐ 易受惊吓
- ☐ 小便黄或褐色
- ☐ 容易发呆
- ☐ 心悸紧张
- ☐ 短气
- ☐ 怕热
- ☐ 胸痛
- ☐ 坐立不安
- ☐ 吃辣引起轻微麻疹

肺胃阴虚，用沙参，玉竹类似

- ☐ 大便干
- ☐ **口渴不能解**
- ☐ 咽干
- ☐ 皮肤干
- ☐ 干咳少痰
- ☐ 鼻子里面有干血
- ☐ 想吃稀的
- ☐ 胃口少
- ☐ 不容易出汗

太阴病， 干姜证

- ☐ **口不渴**
- ☐ 口干但是喝水少
- ☐ 喝水后腕腹胀满 （苓桂术甘汤）
- ☐ 吃饭后腕腹胀满 （六君子汤）
- ☐ 大便容易软
- ☐ 大便先硬后软

- ☐ 腹痛或腹满
- ☐ 四肢无力或重
- ☐ 身体或头重
- ☐ 头晕
- ☐ 喜欢吃干的
- ☐ 容易恶心
- ☐ 拉肚子不止，不出汗，无肛门热觉（理中汤）
- ☐ 多痰，或经常鼻涕倒流
- ☐ 腰以下冷痛，腹重如带五千钱（肾沼汤）
- ☐ 白带过多 （必加淮山）
- ☐ 牙齿上觉得有毛毛

痞证，用半夏泻心汤类似

- ☐ 眉毛痛
- ☐ **胃脘觉得有石头**
- ☐ 恶心

- □ 呃逆
- □ 胃口少
- □ 肠鸣

水气证，用苓桂术甘汤类似

- □ 感觉气上冲
- □ 头晕
- □ 目眩
- □ 胸闷
- □ 短气
- □ 心悸
- □ 肌肉跳动
- □ 四肢沉重
- □ 口水太多
- □ 肠鸣音
- □ 肚脐下有悸或胃脘有悸
- □ 小便轻微不利

伏暑，用温胆汤类似

☐ **大便排不干净**

☐ 饭后脘腹胀满

☐ 盗汗或晚上觉得热

☐ 睡觉不好

☐ 小便黄

☐ 口干口渴但喝水不太多

☐ 鼻子堵

☐ 咳嗽或喉咙痛或脚肿或小便热

☐ 前额头痛

☐ 是否服用很多西药

气虚，北芪证

☐ 疲倦早上最明显

☐ 站起来则头晕眼黑

☐ 容易饿

☐ 不吃饭则手抖，没有精神

☐ **吃饭后觉得很困**

☐ 眼皮重

☐ 天气冷则流鼻水

☐ 早上不容易起行

☐ 短气（补中益气汤）

☐ 自汗出

☐ 觉得胸有压力（升陷汤）

☐ 容易全身无力

☐ 肛门重或痔疮

☐ 说话多则疲倦

☐ 声音无力

☐ 身重，肢体麻木(手)，出汗恶寒（黄芪桂枝五物汤）

☐ 疮不容易恢复

☐ 容易有淤青

☐ 是否贫血

☐ 月经重

☐ 坐骨神经痛 （补阳还五汤）

中暑，后夏常见，用清暑益气汤类似

- ☐ 一直流汗
- ☐ 怕热
- ☐ 脚无力
- ☐ 头晕
- ☐ 身重疲倦
- ☐ 在空调的地方鼻塞
- ☐ 喉咙痛，流鼻涕，头疼
- ☐ 短气
- ☐ 口渴

风寒湿，后夏常见，用藿香正气散类似

- ☐ 发热恶寒
- ☐ 头疼
- ☐ 胸闷
- ☐ 腕腹疼痛
- ☐ 呕吐
- ☐ 腹泻

湿热，用茵陈类似

- ☐ 便秘
- ☐ 口渴
- ☐ 小便不利
- ☐ 鼻子油多
- ☐ **是否喝酒多**
- ☐ 小便黄
- ☐ 皮肤微微发黄

湿温，用三仁汤类似

- ☐ 头疼
- ☐ 恶寒
- ☐ **下午发烧**
- ☐ 身重而疼痛
- ☐ 胸闷
- ☐ 没有胃口
- ☐ 口不渴

少阴病，附子证

- □ 很疲倦
- □ 脚凉
- □ 手凉
- □ 手寒湿
- □ 腰痛（金匮肾气丸）
- □ 恶寒，喜欢穿多衣服
- □ 后背怕冷
- □ 大便软
- □ 四肢重（真武汤）
- □ 骨头或骨节疼痛（附子汤）
- □ 腿软
- □ 腹痛或右少腹疼（薏苡附子败酱散）
- □ 下午觉得累
- □ 晚上喉咙痛（麻黄附子细辛汤）
- □ 早上起来喉咙痛
- □ 小便太多，无颜色

- □ 小便有泡沫
- □ 脚寒湿
- □ 小便不利
- □ 通风
- □ 脚或脚跟痛
- □ 晚上需要起床小便
- □ 小便不易开始
- □ 小便后起鸡皮疙瘩

真寒假热，用交泰丸类似

- □ 气短或喘
- □ 面红
- □ 很疲倦
- □ 脚凉
- □ **小便多，晚上需要起床小便**
- □ 手心偏热
- □ 烦躁或睡觉不好
- □ 心烦

肾阴虚，用六味地黄丸类似

- □ 晚上口干口渴
- □ 手心热，脚也热
- □ 晚上身热
- □ 盗汗
- □ 腰痛
- □ 口干
- □ 舌干
- □ 头晕
- □ 小便热（猪苓汤）

肾精不足，菟丝子，巴戟天，肉苁蓉，淫羊藿类似

- □ 弱勃起
- □ 遗精
- □ 早泄
- □ 子宫干或痛
- □ 性欲低下

☐ 早上没有勃起

☐ 流产

☐ 不孕症

厥阴病

（一）乌梅丸证

☐ 气上撞心

☐ 饿不欲食

☐ 胸心疼热

☐ 消渴

（二）肝经寒，用当归四逆汤类似

☐ 四逆：手脚冰凉

☐ 某处麻木

☐ 多处疼痛

☐ 囊缩

肝阳上亢，内风，有实用白芍类似，有虚用山萸肉类似

☐ 头疼头晕（半夏白术天麻汤）

☐ 耳鸣

☐ 有高血压并觉得热（龙骨，牡蛎类似）

☐ 目中溜火

☐ **感觉热气上冲**

☐ 失眠，梦多

☐ 某处麻木

☐ 四肢抽筋或肌皮跳动

☐ 有颤动，手抖等

☐ 舌头颤抖

☐ 紧张，恐怕，易受惊吓（山萸肉汤）

☐ 心悸紧张

☐ 肛门周围痒

☐ 多思虑

☐ 口苦

- [ ] 往来寒热
- [ ] 大量出汗

阴中之有阳，用四逆散

- [ ] 四逆：手脚冰凉
- [ ] 容易紧张
- [ ] **少腹痛**
- [ ] 小腿抽筋
- [ ] 腹痛
- [ ] 肛门重坠
- [ ] 失眠

肝阳虚，吴茱萸证

- [ ] 恶心，唾液太多
- [ ] **头顶疼痛**
- [ ] 头晕
- [ ] 四逆：手脚冰凉
- [ ] 烦躁

肝血不足，用四物汤类似

☐ 便秘或大便硬

☐ 睡觉的时候容易醒

☐ 容易害怕

☐ 指甲质量不好

☐ 月经血不多

☐ 皮肤干

☐ 手热但气色苍白

☐ 缺铁性贫血

心阴虚，用炙甘草汤类似

☐ 结代脉，心悸

☐ 咽很干

血热，用清营汤类似

☐ 觉得身体晚上热，早上凉

☐ 咽干口渴

☐ 咽干口不渴

☐ 胃口正常

☐ 皮肤病晚间严重

肝经湿热，用龙胆泻肝汤类似

☐ 胁痛

☐ 目赤

☐ 口苦

☐ 小便黄热

☐ 女人：黄带，痒

☐ 男人：阴茎周围出汗

☐ 脚的指甲有颜色

☐ 皮肤病在下半身

血瘀，用乳香没药或桃仁红花类似

☐ 头疼

☐ 胸骨后疼痛

☐ 喜欢按胸部

☐ 不喜欢按胸部

- □ 早上出汗
- □ 胸觉得热
- □ 心情不安
- □ 紧张烦躁
- □ 梦多
- □ 呃逆
- □ 喝水不顺
- □ 心悸或惊悸
- □ 恶心
- □ 容易发脾气
- □ 晚上觉得热
- □ **受伤过，撞车过，脑震荡过**

皮肤科与妇科的问题。可以用上面的回答和下面的回答来判断，不需要用什么特色的药方来治疗皮肤病。

皮肤病

- ☐ 红
- ☐ 颜色甚
- ☐ 淡色
- ☐ 疼痛
- ☐ 痒
- ☐ 干
- ☐ 湿
- ☐ 水泡
- ☐ 搔痒，晚间严重
- ☐ 自觉热
- ☐ 脓
- ☐ 与吃淀粉有关系
- ☐ 与吃牛奶有关系
- ☐ 与吃虾有关系
- ☐ 与吃辣椒有关系
- ☐ 与吃油腻有关系
- ☐ 夏天比较不好

☐ 冬天比较不好

妇科

☐ 月经早

☐ 月经迟

☐ 月经时间不准

☐ 出血在不应该的时间

☐ 出血过多

☐ 出血太少

☐ 血的颜色甚红

☐ 血的颜色淡白

☐ 血块

☐ 痛经

☐ 月经与心情不佳有关

☐ 月经之前有恶心

☐ 月经之前有头疼

☐ 月经之前有痘痘

☐ 月经之前头晕

- □ 大便出血
- □ 月经来则没有胃口
- □ 月经来则拉肚子
- □ 月经之前腹满
- □ 月经来则水肿
- □ 月经结束则腹痛
- □ 白带
- □ 黄带

结论

张景岳所著《景岳全书》有言 “譬之北极者，医之一心也；万星者，病之万象也”。有多少颗星星，就有多少种疾病。中医必用辩证，不可用病名来开药方。中医必须用中医的理论来看病，不要用西医的。因为，现代的炎症很多，中医医生喜欢用西医的思路，多用清热的药。按照我的经验，百分之九十九的内热是因为郁滞，而大部分的郁滞都可以说是由虚引起。阳属于行动，阴属于安静。所以，郁滞大多由气虚与阳虚引起。如果用清热的方法来治疗，早期效果会很好，但长期来说会恶化。因为现代人的生活紧张，经常熬夜，人也一直很劳累，所以有郁滞的证非常多。郁滞：早起则虚，中期则郁滞，后期则化热。如果已经化热，那就是已属于实，但其根本还是虚。郁滞的病常见在肝（虚则用山萸肉，陈皮；实则用生麦芽），脾（虚则用桂枝，白术；实用陈皮，枳壳），肾（虚则用真武汤，生姜要多用；实则用麻黄附子细辛汤），心（虚则用桂枝；实则用淡豆豉），肺（虚则用干姜；实则用羌活）。就是说，五脏都会有郁滞，而有郁滞则必用辛味的药物根据平或温性来发此郁滞。

中医有不同的病论，可以用于不同的疾病，但中医好像没有统一的理论；其实是有的。开药方，就是开一个方向。什么方向呢？阳气的方向。阳气有五个方向：春：上（疏泻），夏：出（宣通），秋：下（收敛），东：入（封藏），后夏：转（运化）。按照中医人体生理学来说，方向有两个意思：第一，人体必须顺应季节的方向；第二，人体的阴阳方向要平衡。如果有风寒感冒，那就可以说身体里像是在冬天，必须开夏天的方向来治疗。如果人吃了太多肥甘厚味，身体里就好像后夏一样，会太闷热，湿气多。这个情况下，中医要开春天的方向来燥湿。如果春天到时，少阳病发，就说明人体不顺应季节，必用疏泻的药方来帮助病人的身体顺应春天。

开中医药方需要非常谨慎。作为一名医生，我们有责任小心照顾我们的病人。绝对不要随便开药方，不要随便用危险的药物，也不要随便大量用药。我个人见过太多病人因为吃了不对的中药而受苦。用的中药不对，就好像杀人不用刀。但如果开的药方对，加减对，分量对，什么都对，一举击中靶心，中医的效果将极为显著。

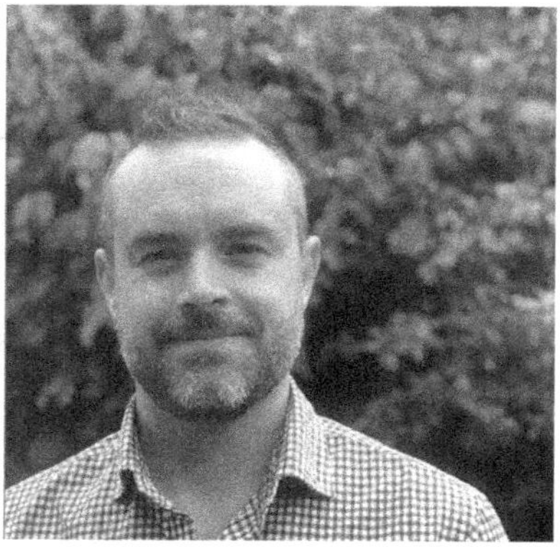

Shaun Ramsden 毕业于北京中医药大学，曾在三个国家学习中医，从事中医治疗和学习二十多年。他也是武术家，练过多种中国武术：宋形意，武太极，杨太极，尹八卦，咏春拳，摔跤，大圣劈挂门，虎爪拳，气功。他学过中国书法，历史，古代汉语，佛教，道家，儒家，并曾将整本道德经翻译成英文。他在新加坡长大，去过中国几乎所有省份，以前住在台湾，也经常去香港。

CPSIA information can be obtained
at www.ICGtesting.com
Printed in the USA
BVHW041607240223
659176BV00005B/966